AF191948

# Make-up für die Seele...

Gedanken und Gedichte
nicht nur
für Borderline Betroffene

von
Gabi Pearson

Mit einem Nachwort
von
Valerija Sipos

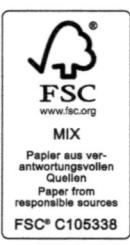

© 2013 Gabi Pearson
Herstellung und Verlag
BoD - Books on Demand, Norderstedt

ISBN 9783848252596

Bibliografische Information der Deutschen Nationalbibliothek
Die Deutsche Nationalbibliothek verzeichnet diese Publikation
in der Deutschen Nationalbibliografie, detaillierte bibliogra-
phische Daten sind im Internet über **www.dnb.de** abrufbar.

Für all „meine" Klientinnen und Klienten,
von denen ich viel gelernt habe.

# Inhalt

# Einleitung

Als Diplom Pädagogin arbeite ich gerne und häufig mit Borderline Betroffenen zusammen und versuche – so weit es mir möglich ist – das individuelle Erleben der Betroffenen zu verstehen.
Die Gedichte sind Ausdruck meines Versuches, das Gehörte oder Gelesene in eigene Worte zu übersetzen.

Die ersten Zeilen fielen mir beim Lesen von Biographien von Borderline Betroffenen ein. Sie reimten sich und formten sich zu einem Gedicht. Andere Anregungen erhielt ich zum Beispiel in Gesprächen mit Klientinnen und Klienten, die mich dazu inspirierten, das Bild, das in mir auftauchte, in Worte zu kleiden. Auf diesen Wegen entstanden nach und nach vorliegende Gedichte.

Ein Gedicht kann dazu dienen Gedachtes, Gefühltes oder Intuitives in Worte zu fassen und dadurch zum Ausdruck zu bringen, so dass Inneres sichtbar und erkennbar wird.

Auf diese Weise können Gedichte eine Verbindung zwischen innen und außen herstellen.

Ein Gedicht kann ebenso wie ein Spiegel wirken in dem ich etwas erkennen kann, was vorher nicht sichtbar war. Vielleicht wird dadurch eine neue Beziehung zu mir selbst sichtbar.

Ein Gedicht kann ebenso dazu beitragen, mit anderen Menschen über den Inhalt ins Gespräch zu kommen und so eine Beziehung zwischen Menschen erleichtern.

In diesem Sinne wünsche ich mir, dass dieses Buch dazu beträgt, dass Beziehungen wachsen: von Borderline Betroffenen zu sich selbst, von Borderline Betroffenen zu nicht Betroffenen und von vielen anderen Menschen zum Thema Borderline.

Buchholz im Januar 2013

# MAKE-UP

Make-up für die Seele

Puder für den Schmerz

Farbe für Gefühle

Creme für das Herz


Ich will mich verstecken

Niemand soll mich sehn

Meine ganzen Ecken

Kosmetik macht mich schön

# GRENZEN

Grenzen unterscheiden
Grenzen trennen
- machen Angst -

Grenzen trennen
Grenzen schützen
- geben Sicherheit -

Grenzen trennen
Grenzen trennen

Grenzen schützen
Grenzen überschreiten
- Angst -

Grenzen schützen
Grenzen überwinden
- Mut -

# TORNADO

Bei einem Tornado

wirbelt die Luft

in sekundenschnelle

nach oben

und steigt

ins Unermessliche


Bei mir

fliegt das Gefühl

in sekundenschnelle

nach oben

und steigt

ins Unermessliche


Im Auge

des Tornados

ist Stille

vom Inferno umgeben

Im Zentrum von mir
ist Leere
Gefühlschaos um mich herum

Der Tornado geht vorbei
hinterlässt eine Schneise
der Verwüstung

Und mein Gefühl?

# WER BIN ICH?

WER bin ich?

BIN ich?

ICH?

ICH!

Ich BIN!

ICH bin ICH!

# DIE ANDEREN

Die anderen
sind anders,
verstehen mich nicht,
leben in einer anderen Welt.

Ich
bin anders,
verstehe mich nicht,
lebe in einer anderen Welt.

Will ich sein wie die anderen?
Auch anders?
Bin ich dann noch ich selbst?
Kann ich mich noch verstehen?
Und weiter leben?

# NEUE WEGE

Neue Wege

führen ins Ungewisse.

Ich kann noch nicht sehen,

wohin sie mich führen,

sehr vorsichtig

taste ich mich vorwärts

von Angst begleitet.


Neue Wege

sind anstrengend.

Ich weiß nicht,

ob ich die Kraft habe,

sie zu gehen.


Langsam

kann ich einen Fuß

vor den anderen setzen,

die Unsicherheit bleibt.

Neue Wege erfordern Mut.

Ich komme langsam voran.

Ich kann bereits auf ein Stück

des neuen Weges zurückblicken,

Zuversicht entsteht.

„Neue Wege

sind schwer zu beschreiten,

sie entsteh´n ja erst beim geh´n.“

Niemand hat behauptet,

dass es leicht ist.

Aber es lohnt!

# SCHWARZ– WEISS

Schwarz        -      weiß

Schwarzweiß -      grau

Grau            -      grün – oliv

Oliven         -      Zypressen – Italien

Italien         -      Sonne – gelb

Meer           -      Himmel - azur

Terrakotta    -      orange


Das Leben ist bunt!

## SCHWIMMEN

Der Graben ist breit.

Der Graben ist tief.

Der Graben scheint unüberwindlich.


Ich bin verletzbar.

Ich bin ängstlich.

Ich bin neugierig.


Der Graben ist mit Wasser gefüllt.

Kann ich schwimmen?

Kann ich es lernen?

# GEFÜHLE

Wut!
Auf das Schicksal?
Auf das Leben?
Auf mich selbst?
Freude?
Worüber?
Worauf?
Über mich?
Gedanken kreisen!
Über das Schicksal?
Über das Leben?
Über mich?
Schuld? Scham?...Ohnmacht?
Trauer!
Angst!
Vor dem Schicksal?
Vor dem Leben?
Vor Veränderung?
Wut!

# SPUREN

Spuren meiner Füße
im weichen Sand
zeigen meinen Weg.

Spuren des Lebens
auf meiner Haut
zeigen meine Verzweiflung.

Spuren der Hoffnung
in meinem Herzen
zeigen meine Richtung.

# VERLETZUNGEN

Äußere Verletzungen heilen
mal langsam, mal schnell.
Innere Verletzungen heilen
langsam.
Bilden Wucherungen,
hinterlassen Narben
- *wenn* sie heilen.

# KREISENDE GEDANKEN

Kreisende Gedanken
haben tiefe Spurrillen hinterlassen,
graben sich ein.

Kreisende Gedanken
finden nicht den Weg hinaus,
bleiben allein.

Kreisende Gedanken
zu schnell, um sie zu fassen,
- unmöglich sie zu lassen?

# VERLOREN

Ich verliere
- mich?
kann mich nicht finden.
Wo soll ich suchen?
Was soll ich suchen?
Wen?
Will ich mich
auf die Suche begeben?

Was aber passiert,
sollte ich mich finden?

# SEIN UND HABEN

Ich bin Marie.

Ich bin fünfundzwanzig.

Ich bin groß.

Ich habe ein Auto.

Ich habe eine Wohnung.

Ich habe Haustiere.

Ich habe Schnupfen.

Ich habe Gefühle.

Ich bin Borderlinerin (?)

# November

In meiner Seele
ist November,
das ganze Jahr.
Grau. Kalt. Nass.
Ich friere,
sehne mich
nach Wärme.

Ich werde mir
eine Decke holen
und einen Tee kochen.

# FERTIGKEITEN

Bereits fertig –

oder Chance

zum Üben?

# GRENZENLOSES UNGLÜCK

Existieren Grenzen?
Warum sind
für mich
keine Grenzen da?
Ich kann sie nicht sehen,
ich kann sie nicht spüren.
Ich kann mich nicht an ihnen festhalten.

Grenzenloses Unglück!

Habe ich keine Grenzen verdient,
die mich halten?

Grenzenloses Unglück!

Wo finde ich sie?
Wie kann ich lernen, sie zu spüren,
zu beachten?
Hilft mir jemand auf meinem Weg?

# DIE MAUER

Noch ist die Mauer hoch,
massiv und fest
um mich herum.
Jahrelang habe ich gebraucht,
um die Steine auszusuchen.
Sie schützt
mich gut!
Leider hat sie
keine Fenster.
- Einsamkeit –
Stellenweise fällt der Mörtel
aus den Zwischenräumen
- Unsicherheit –
Einzelne Steine wackeln leicht.
Ich traue mich,
einen  Stein aus der Maurer
zu schieben:
- ein Stück Freiheit-

# KOPFZIRKUS

Gedanken schlagen
Purzelbäume
in meinem Kopf.

Gedanken formen
artistische Konstruktionen,
die Schwindel erregende
Höhen erreichen
und immer wieder
in sich zusammenfallen.

Gedanken überschreiten
immer wieder
die Grenzen des Möglichen
und tanzen
auf einem Drahtseil
ohne Netz
hoch über dem Boden.

Das Risiko liegt noch höher.

Gedanken lauern
wie wilde Tiere im Käfig
und warten
auf Anweisungen
eventuell sogar
durch einen Feuerreifen
zu springen.

Doch wo ist der Direktor
der diese Anweisungen gibt.
Und wo sind die Clowns,
die ein Lächeln
ins Leben zaubern?

# SCHEISSE

Wohin ich auch geh

Was ich auch tu

Ich nehme mich mit

SCHEISSE!

## SINNLOS?

Hab ich
den Sinn
des Lebens
verloren?
Oder war er noch nie da?
Lohnt es sich zu suchen,
kann ich ihn finden
oder ist es sinnlos?

Wo ist der Sinn?
Kann es wirklich sein
der Sinn liegt im Lernen
lernen, das Leben zu leben?

## AUF DER SUCHE

Ich bin
auf der Suche
wie es scheint
seit Anfang an.

Ich bin
auf der Suche
wie es scheint
ein Leben lang.

Wo ist
ein Mensch
der mich
versteht?

Wo ist
ein Mensch,
der mit
mir geht?

Ich suche
die Liebe
und finde
die Sehnsucht.

Ich such
einen Menschen
und finde
mich.

# ANGST

Angst braucht Schutz
Angst braucht Sicherheit
Angst braucht Grenzen

Angst behindert Spontanität
Angst behindert Entwicklung
Angst behindert Freiheit

Angst erfordert Mut
Altes loszulassen
und neue Wege zu gehen.

Doch genau davor habe ich Angst!

# HEUTE WIRD ZU MORGEN

Heute wird zu morgen.

Spannung wird zu Gelassenheit.

Angst wird zu Zuversicht.

Wut wird zur Entschlossenheit.

Scham wird zu Selbstvertrauen.

Schuld wird zu Vergebung.

Trauer wird zu innerer Ruhe.

Ich werde zu mir selbst!

# OHNE TITEL

Hat sich der Himmel
gegen mich verschworen
oder bin ich selber
Schuld daran?

Was ist passiert
in meinem Leben
woran ich scheinbar
nichts ändern kann?

Vergangen ist vergangen
vergessen ist es nie
Verzeihen scheint wohl möglich
doch weiß ich noch nicht wie.

# PROBLEMZONE

Meine Problemzone?
Nur Bauch? Beine? Po?

Meine Problemzone bin ich.
Oder?

# KONTROLLE

Was wäre,
wenn einer
die Kontrolle
über unser Leben hätte?

Was wäre,
wenn keiner
die Kontrolle
über unser Leben hätte?

Was wäre,
wenn ich
die Kontrolle
über mein Leben hätte?

# KOPF DURCH DIE WAND

Wieder einmal will ich
mit dem Kopf durch die Wand.
Die Wand ist stärker.
Wie immer.
Ich habe mir wieder mal
Beulen und blaue Flecke
an Stirn und Seele geholt.

Vielleicht sollte ich ja doch
die Tür benutzen,
um weiter
zu gelangen.

# ACHTSAMKEIT

Achtsamkeit hilft
  mich früh zu erkennen.
Achtsamkeit hilft
  nicht wegzurennen.
Achtsamkeit hilft
  Skills einzusetzen.
Achtsamkeit hilft
  mich nicht zu verletzen.
Achtsamkeit hilft
  an schweren Tagen.
Achtsamkeit hilft
  in allen Lebenslagen.

# SKILLS

Hab mich heute

schon geskillt,

hat funktioniert

und nicht gekillt.

# GEFÜHLE

Meine Gefühle treiben wie Nussschalen
auf der tosenden See
dem Auf und Ab
von Wellen und Sturm
hilflos ausgesetzt
jederzeit in Gefahr
zu kentern und unterzugehen
oder auf einer Riesenwelle
Zerstörung anzurichten.
So werde ich
meinen Weg nicht finden.

Für meine Gefühle
brauche ich ein Schiff
mit Antrieb und Steuerung
um einen sicheren Hafen zu erreichen.

# NÄHE?

Heut fühl ich mich einsam,
heute will ich dich.
Heute brauch ich Nähe,
kümmre dich um mich.

Lass mir meine Freiheit,
komm mir nicht zu nah.
Bitte halte Abstand -
sei trotzdem für mich da.

Kann mich nicht entscheiden
was ich wirklich brauch.
Schön, dass du noch da bist!
Ich lieb dich doch auch.

# GEFÜHLE STÖREN

Gefühle stören!
Sie behindern mich
das zu tun,
was ich möchte.
Immer schießen sie quer,
werden übermächtig,
machen mich unfähig
zu handeln.
Gefühle stören!
Eigentlich könnte ich
auch ohne Gefühle leben –
oder doch nur funktionieren?

## LACHEN

Heute habe ich gelacht,
kann es noch nicht fassen.
Richtig herzhaft aus dem Bauch
und kann es noch nicht lassen.

Ich kannte mich schon gar nicht mehr
so ausgelassen fröhlich,
so locker scheint nach langer Zeit
auch gar nicht mehr unmöglich.

Ich freu mich über jeden Tag
und denke: Sicherlich,
der Weg war weit, doch hat's gelohnt.
Ich freu mich über mich.

Darf ich das?

# STILLE

Die Stille tut entsetzlich weh.
Nichts ist da,
was mich von mir ablenken kann.
Gefühle beginnen,
sich aus meinem Inneren
an die Oberfläche zu drängen.
Wegdrücken
funktioniert nicht mehr.
Ich muss dringend etwas tun.

# MEIN WILLE GESCHEHE!

Die Realität soll anders sein.

Ich leide!

Die Menschen sollen anders sein.

Ich leide!

Warum macht keiner was ich will?

Das ist ungerecht.

Kann nicht wenigstens manchmal
was nach meinem Willen laufen?

Ich bin wütend!

Ich fühle mich ohnmächtig!

Gibt es denn gar nichts,
was ich ändern kann?

# MEIN FILM?

Ich bin eine Schauspielerin,
schlüpfe in eine Rolle
ohne mich selbst zu zeigen.

Ich bin eine Maskenbildnerin,
achte sehr darauf,
dass niemand hinter diese Maske
schauen kann.

Ich bin eine Kostümbildnerin,
entwerfe Kostüme,
um mich zu verkleiden.

Ich bin eine Requisiteurin,
gestalte meine Umgebung,
damit sie zu meiner Rolle passt.

Ich bin eine Kamerafrau,
bestimme das,
was ich sehen möchte.

Ich bin eine Tontechnikerin,
variiere Töne und Lautstärke,
um nicht überhört zu werden.

Ich übernehme das Casting,
wähle aus,
wer weitere Rollen übernehmen darf.

Ich bin eine Cutterin,
schneide,
um eine Szene von der anderen zu trennen.

Bin ich aber auch eine Drehbuchautorin,
schreibe das Skript
zu meinem Leben selbst?

Bin ich wirklich eine Regisseurin,
bestimme,
was in diesem Film geschieht?

Spiele ich die Hauptrolle?
Es ist mein Film!

# WO IST DER SINN?

Was soll das Ganze?
Wo will ich hin?
Was mach ich hier?
Wo liegt der Sinn?

Der Sinn im Verletzen
ist letztendlich klar.
Ich will ihn nicht wissen
und doch ist er da.

Der Sinn der Veränderung
der bleibt bestehn.
Der Sinn ist der Neue Weg
den will ich gehn.

# LEERE

Leere in mir
kaum auszuhalten.
Gefüllt mit
Kaffee? Aktivitäten?
Zigaretten? Alkohol?
Essen?
Kurzfristig.

Langfristig
- mit mir?

# VERSTEINERTE GEFÜHLE

Versteinerte Gefühle
wiegen schwer.
Felsen auf der Seele.
Jede Bewegung
der Gefühle
schmerzt.

Wärme schmilzt
den Stein
bringt Gefühle
zum Fließen.
Bewegung wird möglich.
Schmerz löst sich auf.
Gefühle werden frei.

# ICH MÖCHTE...

... wie eine Schlange
die alte Haut abstreifen,
um nicht aus der Haut zu fahren.

...wie ein Adler
hoch über allem schweben,
um Probleme aus großem Abstand zu
betrachten.

... wie eine Schildkröte
bedächtig einen Schritt nach dem
anderen tun,
um achtsam meinen Weg wahrnehmen
zu können.

... wie immer
das Mögliche tun,
um mein Leben zu leben.

## SCHWEIGEN

Ich finde keine Worte
in mir.
Worte
die benennen,
die beschreiben
was ist.

Mein Schweigen
drückt aus,
was ich
sagen will.

Ist dennoch
Antworten möglich?

## AUSSEN - INNEN

Du siehst nur mein Außen,
das Innen ist geheim.
Du siehst nur die Schale,
der Kern in mir ist mein.

Das Außen ist ein Spiegel,
der Blicke reflektiert.
Nichts dringt tief nach innen,
was immer auch passiert.

Nach außen nur keep smiling,
nach innen ist`s egal.
Die Maske, die muss sitzen!
Hab ich eine Wahl?

Ein Wunder
geschieht wirklich,
die Schale wird weich.
Außen und innen
sind plötzlich gleich.

# GRENZEN II

Grenzen sind schwammig,
sie halten mich nicht.
Ich kann sie verrücken,
verwischen, verdreh´n.

Grenzen sind unklar,
sie helfen mir nicht.
Ich kann sie nicht fühlen,
erkennen, versteh´n.

Was soll ich tun?
Wo find ich Halt?
Wenn Grenzen nicht klar sind
- brauch ich Gewalt?

Oder gibt´s Alternativen
für mich?

# ICH

Im Zentrum ein Vakuum
Extreme am Rand
den Kopf in den Wolken
nichts in der Hand?

Das Vakuum füllen
Extreme verstehn
die Füße am Boden
nur so kann ich stehn!

## SURFEN

Hilfe,
ich ertrinke in meinen Gefühlen
sie umgeben mich
hüllen mich vollständig ein
erdrücken mich fast
nehmen mir die Luft zum Atmen.
Ich spüre keinen Boden
unter meinen Füßen
treibe hilflos umher.

Rettung geschieht
durch eigene Bewegung.

Vielleicht finde ich Halt
etwas Festes unter meinen Füßen
eine Planke, ein Brett
und kann sogar surfen.

## ZAUBEREI

Manchmal möchte ich zaubern
können,
mit einem Spruch
die Welt verändern.

Ein einfacher Spruch,
eine kurze Bewegung
mit dem Zauberstab.

Ich würde bestimmt auch üben,
den Spruch, die Bewegung
wenn ich nur zaubern könnte.

# GEDANKEN

Gedanken
jagen durch den Kopf
Wörter
ohne Pause
ohne Ende
ohne Sinn

Gedanken
bringen kein Ergebnis
kommen nicht ans Ziel

Ich will die Worte stoppen,
Gedanken unterbrechen

Gedanken
Ich kann sie benutzen
Sätze
mit Inhalt
mit Ziel
mit Sinn

# HALT MICH FEST

Halt mich fest
von weitem.
Gib mir Halt
aus der Distanz.
Lass mich los
doch fang mich auf.
Geb´ mich ganz
in deine Hand.

Lass mich bitte nicht fallen!

# DIE FESTUNG

Einsam thront sie
hoch oben auf dem Berg.
Nur ein Zugang ist möglich.
Seit Ewigkeiten bietet sie Schutz
vor jedem Angriff.
Nur ein schmaler Weg
führt in Windungen hinauf.
Der Weg ist steinig, steil und gefährlich:
Den Abgrund an einer,
die steile Wand an der anderen Seite.

Zinnenbewehrte Festungsmauern
stehen massiv und stark
auf felsigem Grund,
halten jeder Belagerung stand.
Alle Verteidigungsanlagen
sind in einem hervorragenden Zustand.
Sie werden täglich inspiziert
und mit viel Einsatz in Stand gehalten.
Sind unüberwindbar,
nur wenig Moos in den Zwischenräumen.
Einzelne Fenster spiegeln die Sonne,
lassen nur wenig Licht hinein.

Unangenehme Kälte im Inneren
ist zu erahnen.

Das Tor ist zu,
besteht aus massivem Holz,
eisenbeschlagen.
Dunkel und abweisend,
geschlossen und verriegelt.
Keiner gelangt ohne Kontrolle hinein.
Selbst hinaus zu gelangen
erscheint schwierig.
Das Tor führt in den Innenhof.
Dort steht der Bergfried,
ein trutziger Turm.
Der sicherste Rückzugsort.
Hier kann nichts passieren.

Die Festung bin ich.

# MY NAME IS NOBODY

Das perfekte Dinner
immer!
Rund um die Uhr
immer nur
perfekt in allen Lebenslagen.
Ohne auch nur nachzufragen
ist Perfektionismus oberstes Streben
im Leben.

But: Nobody is perfekt!

## WEGWEISER?

Warum existiert auf der ganzen Welt
eigentlich kein Navi, das mir den Weg
zu einem sicheren Ort weisen kann?

Also muss ich den Weg selbst finden
und gehen.

## GEFÜHLE SIND VERBOTEN

Meine Gefühle dürfen nicht sein.
Wichtig nur der schöne Schein.

Sind Sand im Getriebe
der Gesellschaftsmaschine.

Funktionieren ist wichtig!
Bin *ich* nicht richtig?

# MEIN KOPF

Mein Kopf
voll mit Worten.
Sie kleben zäh
an ihrem Platz.
Kein Raum für Bewegung
- so scheint es.

Mein Kopf
voll mit Bildern.
Wohin ich auch schaue
umgeben sie mich.
Kein Entkommen
- so scheint es.

Wie mache ich
den Kopf frei?
Schütteln bringt
nur die Haare durcheinander.
Den Kopf waschen
bleibt äußerlich.
Was also tun?

Mein Kopf.
Achtsamkeit lenkt
Worte und Bilder.
Konzentrieren
schafft Raum für Neues
- so ist es.

# ACHTSAMKEITSÜBUNG

Nach innen schauen,
Gedanken lenken
in gewünschte Bahnen, nicht bewerten.
Achtsamkeit.
Bilder beschreiben, nicht bewerten.
Achtsamkeit.
Gegenstände fühlen, nicht bewerten.
Achtsamkeit.
Laute hören, nicht bewerten.
Achtsamkeit.
Bewusst ausatmen.
Achtsamkeit.

Bewusst lösen.
Achtsamkeit üben.

# PUZZLE

Stück für Stück
lerne ich mich besser kennen,
lerne verstehen
wie ich bin,
wer ich bin.
Isolierte Einzelteile
greifen ineinander,
fügen sich zu einem Gesamtbild.
Mit etwas Abstand
kann ich das Bild betrachten.
Es gefällt mir.

# ?

Ich sorge für andere.
Ich arbeite für andere.
Ich kämpfe für andere.
Ich liebe für andere.
Ich leide für andere.
Ich lebe für andere.

Wo bin ich
in meinem Leben?

# BETRACHTUNGSWEISE

Es ist egal,
wie viel Flüssigkeit ich in das Glas gebe,
wenn ich hinsehe,
scheint es immer leerer als voll zu sein.

## BEZIEHUNG

| | | | |
|---|---|---|---|
| sehen | *und* | gesehen | werden |
| hören | *und* | gehört | werden |
| fühlen | *und* | gefühlt | werden |
| wahrnehmen | *und* | wahrgenommen | werden |

## DEM REGEN LAUSCHEN

Lausche dem Regen

ohne die leis´ fallenden Tropfen

zu zählen

# ES IST SO, WIE ES IST

(nach Erich Fried)

Es ist ärgerlich, sagt die Wut.
Es ist, wie es ist, sagt das Leben.

Es ist zu spät, sagt die Resignation.
Es ist, wie es ist, sagt das Leben.

Es ist sinnlos, sagt die Hoffnung.
Es ist, wie es ist, sagt das Leben.

Es ist unmöglich, sagt die Angst.
Es ist, wie es ist, sagt das Leben.

Es ist so, wie es ist
das Leben.

# HEUTE

Der heutige Tag gibt sich viel Mühe

mir Gelegenheit zu geben,

entgegengesetztes Handeln zu üben.

# AKZEPTANZ

Ich muss akzeptieren,
was nicht zu ändern ist.
Denn so ist das Leben,
so schwer es auch ist.

Denn jeder muss akzeptieren,
was nicht zu ändern ist.
Auch das ist das Leben,
so schwer es auch ist.

Ich kann akzeptieren,
was nicht zu ändern ist.
Denn so ist das Leben,
so schön es auch ist.

# ACHTSAM SEIN

Nur diesen Tag
will ich achtsam sein
will konzentriert
mein Leben leben.
Dieser Tag kann
ziemlich lang sein.

Nur diese Stunde
will ich achtsam sein
will konzentriert
mein Leben leben.
Diese Stunde kann
ziemlich lang sein.

Nur diesen Moment
will ich achtsam sein
will konzentriert
mein Leben leben.
Das kann ich schaffen.
Jeden Moment.

# HILFE!

Die Welt ist zwar schön
sagt man allgemein
Ich kann es nicht sehn,
ich fühl mich allein.

Allein mit mir selbst,
dem Gefühl, dem Problem.
Wo gibt es Hilfe?
Wer kann mich verstehn?

Ich kann Hilfe suchen,
sie ist manchmal nah.
Es gibt immer Menschen,
die sind für mich da.

# EMOTIONEN

Meine Emotionen
liegen unter dickem Eis
verborgen.
Sie existieren,
berühren mich nicht.

Es braucht viel Energie,
um das Eis
an einer Stelle
zu durchbrechen.

Emotionen werden frei,
sind sichtbar
bis das Wasser
wieder gefriert.

# GEFÜHLSSCHALTER

Manchmal komme ich mir vor,
als hätte ich einen Schalter
für meine Gefühle.
Ein Moment entscheidet
über strahlendes Licht oder Dunkelheit.
Dabei hätte ich lieber einen Dimmer,
um die Helligkeit
je nach Stimmung
regulieren zu können.

## WENN ICH ERST PERFEKT BIN...

Wenn ich erst perfekt bin
mögen mich die anderen.
Wenn ich erst perfekt bin
bin ich endlich ich.

Wenn ich erst perfekt bin
lieben mich die anderen.
Wenn ich erst perfekt bin
liebe ich auch mich.

# Nachwort

Etwa 1 % aller Frauen und Männer in Deutschland leiden an einer Borderline-Persönlichkeitsstörung. Persönlichkeitsstörungen sind typische überdauernde Muster von Verhalten, Denken und emotionalem Erleben, die sich in der Jugend herausbilden, situationsunabhängig und vorhersagbar sind. Diese Verhaltensmuster prägen in der Regel lange Zeiträume des Erwachsenenlebens der betroffenen Menschen.

In der Vorgeschichte findet sich eine Vielzahl von ungünstigen Bedingungen und Lebensereignissen, wie Vernachlässigung, körperlicher und emotionaler Missbrauch, Gewalt, sozialer Ausschluss, schwere Krankheit des Betroffenen und seiner Angehörigen aber auch Vorbilder, die Vermeidungsverhalten modellieren oder exzessive Verwöhnung.

Die Borderline Persönlichkeitsstörung zeigt sich im gegenwärtigen Verhalten durch externalisierende (nach außen gerichtete) und internalisierende (nach innen gerichtete) Merkmale. Auffälliger im Umfeld von Menschen mit Borderline-Persönlichkeitsstörung ist zunächst das externalisierende Verhalten.

Darunter versteht man Selbstverletzungen, Risikoverhalten, Wutausbrüche, antisoziales Verhalten, Alkohol- oder Drogenkonsum. Für das subjektive Erleben der Betroffenen ist das internalisierende Verhalten von besonderer Bedeutung. Hierher gehören Hoffnungslosigkeit, Angst, Scham, Traurigkeit, Ekel, Schuldgefühle, Grübeln und Sich-Sorgen-Machen, negatives Selbstbild, Vermeidungsverhalten, sozialer Rückzug, anklammerndes Verhalten und dissoziative Zustände.

Externalisierende Verhaltensweisen sind häufig gefährlicher und stehen deshalb in der Priorität der Therapie an erster Stelle. Wichtig ist es, hier nicht stehen zu bleiben und die Belastung durch die internalisierenden Verhaltensweisen zu sehen und Veränderungsprozesse auch auf dieser Ebene einzuleiten.

Das Buch von Gabi Pearson ist nicht nur von seiner literarischen Qualität gelungen, es widmet sich auch vertieft dem Verständnis der internalisierenden Verhaltensweisen der Menschen mit Borderline-Persönlichkeitsstörung und trägt damit zu einem tieferen Verständnis der Erkrankung bei.
Die Gedichte geben wertvolle Einblicke in die subjektive Erlebniswelt der Betroffenen.

Sie sind ein hilfreicher Beitrag zum Begreifen der Prozesse durch Freunde, Angehörige, wichtige Bezugspersonen und Therapeuten.

Dr. phil. Valerija Sipos
Psychologische Psychotherapeutin
Familientherapeutin
Leitende Psychologin der Klinik für Psychiatrie und Psychotherapie der Universität zu Lübeck
Stellvertretende Vorsitzende des Dachverbands Dialektisch-Behaviorale Therapie

# Danksagung

Mein Dank geht an alle, die dazu beigetragen haben, dass dieses Buch erscheinen kann, insbesondere allen Borderline Betroffenen, die Inspirationsquelle für die vorliegenden Gedichte waren. Erwähnen möchte ich ebenfalls Gabi Niederhüfner, Renate Duin und Claudia Oelkers-Scholz, die mit kritischem Blick aber auch mit vielen ermunternden Worten die Entstehung dieses Buches begleitet haben sowie meiner Grafikerin, die mit viel Liebe und Engagement das Cover und das Layout gestaltet hat.

Über Rückmeldungen freue ich mich unter make-up-fuer-die-seele@gmx.de

Gabi Pearson

# Index            Seite